AF315120

MALADIES

DE

LA GORGE, DU NEZ & DES OREILLES

Soignées à Euzet et aux Fumades

DURANT LA SAISON 1891

PAR

le Docteur GUICHARD

NIMES

IMPRIMERIE TYPOGRAPHIQUE HENRY MICHEL

69, Rue Nationale, 69

1892

MALADIES DE LA GORGE,

DU NEZ ET DES OREILLES

Soignées à Euzet et aux Fumades

DURANT LA SAISON 1891

Sur la demande de M. le Dr Perrier, directeur d'Euzet et des Fumades, j'ai pu en Juillet et Août 1891 suivre un assez grand nombre de malades dans ces stations. J'ai été frappé de la rapidité des améliorations obtenues dans ces affections toujours difficiles à modifier et aussi de la marche uniformément favorable que je constatais toujours. On aurait dit que chaque résultat était calqué sur les résultats des observations voisines.

Il m'a paru utile de mettre cela en lumière en donnant tout simplement la parole aux faits et pour les faire mieux ressortir au point de vue spécial qui nous occupe, j'ai cru devoir les débarrasser d'une foule de détails et de considérations qui les accompagnent. Ceux-ci fort intéressants sans doute, auraient l'inconvénient d'obscurcir l'étude des résultats particuliers qui nous préoccupent davantage.

Obs. 1. (Euzet)

Ozene

Mlle X. 14 ans. Env. p. M. le Dr Dumas. Constit. moy, Temp. lymph. Hérédité ?

Depuis un an elle sent du nez.

Sympt. act. A l'ar. (24 juin 91). Odeur infecte de la respiration,

Trait 5 à 10 V. E. de La Valette (Sulphydriquée bitumineuse) 2 grands Pulv. par jour, avec E. d'Etienne Source des Fumades, *très* Sulphydriquée) après 3 jours de ce trait les règles qui ne s'étaient jamais montrées s'établissent sous l'influence, peut-être de l'activité des échanges comme dit M. le D' Perrier. Elles durent 5 jours

Le 7 Juillet la malade quitte Euzet très améliorée.

Obs. 2. (Euzet)

Hypertrophie des Amygdales. Angine Granuleuse

Mlle X. 12 ans. Env. par M. le D' Raison.

Temp. nerv. const. bonne. Père graveleux —Mère Asthmatique —

Depuis plusieurs années les amygd. de cet enfant sont hypertrophiées.

Elle eut cet hiver une angine pultacée grave avec fièvre intense.

2 Juillet: Ne se plaint que du gosier, les amygdales sont très hypert. le pharynx très-enflam. *Urines très uriques.*

Trait. 4 à 5 V. E. de La Valette, le matin — 2 Pulv. E de Etienne (Fumades).

16 Juillet — Purgation et diurèse abondante — Amélioration très sensible — L'hypertrophie des amygdales n'existe presque plus et le pharynx est très favorablement modifié.

Obs. 3. (Euzet)

Végétations Adénoïdes

Mlle C. 12 ans. Temp. lymph. constit. bonne. Rien à noter du coté de l'hérédité.

M. le D' Ruault (Paris) lui a enlevé il y a 2 mois des Végétations adénoïdes.

Le 7 Juillet 91 les amygd. et le pharynx sont rouges, la muqueuse est tuméfiée, la respir. nasale est très bruyante surtout la nuit qui est assez agitée.

Trait. 3 à 4 V. E. de La Valette le matin E. de Béchamp aux repas, 2 pulv. par jour avec E° d'Etienne.

22 Juillet; purgation et diurèse, appétit augmenté, respire mieux, nuits calmes, état local heureusement modifié.

Nous avons appris que le mieux s'est accentué et qu'elle a passé un excellent hiver.

Obs. 4. (Euzet)

Congestion pharyngée consécutive à la coqueluche.

M. E. 12 ans. Constit. Délicat. Temp. lymp. Arthritisme bien accusé chez le père et la mère. — Sujet aux bronchites. Coqueluche en mai 1891. 10 juillet 1891 : tousse encore un peu. Signes stét. nuls. Le cœur bat à 25 cent. au-dessous du m. Pharyngite intense.

Trait. 3 V. E. de L. V. E. de B. au repas.

1 Inh, par jour. Acide sulf., et Goudron. 2 Pulv. Eau d'Etienn.

23 juillet Purgation. — Diurèse. Tousse moins a eu une plaque membraneuse sur l'amygdale. Cauterisation 2ᵉ saison le 21 septembre 1891. Il tousse encore le matin. Les accidents de gosier se sont bien vite calmés après sa 1ᵉ saison. Même trait.

Le 28 septembre, il quitta Euzet ne toussant plus ; les accidents de gosier sont très ameliores.

	Poids.	Pouls
10 juillet......	27 k. 140	116
27 »	27 600	90
27 septembre	28 800	84

L'hiver a été excellent.

Obs. 5 (Euzet)

Pharyngite intense

M. F. Musicien. Env. par M. le Dr Guigou. H. Mère Rhumatisante.

16 juillet 1891. Pas maladif, se plaint facilement du gosier. Pas de signes stetoscopiques.

Le Pharynx est rouge, tuméfié.

Trait. 4. Verres E. de L. V. Eau des Fumades (Source Etienne) en pulvérisation. 2 août : le malade quitte Euzet ne toussant plus, n'ayant plus de douleur au gosier. La tuméfaction et la douleur ont disparu, il reste à peine un peu de rougeur.

La reconstitution générale est des plus rapides.

Le 28 juillet il pesait.. 60 k. 240.

Le 2 août   »   61 k. 430.

Obs. 6. (Euzet).

Induration pulmonaire à la base du PD

Dilat des Bronches. T·ndance aux congestions des voies aériennes supérieures.

M. X., 55 ans, envoyé par M. le Dr Auret. Père obèse, migraineux.

Pneumonie double très grave il y a 11 ans à beaucoup fumé ne fume plus.

1ᵉʳ août Pharynx rouge tuméfié.

Expir. un peu soufflante sous l'omoplate D.

Trait 5 à 10 V. E. de L. V. inhalations. Pulv. avec E. Etienne.

14 août. Purgé tous les jours bien meilleur ap. Ne tousse plus, ne se plaint pas du gosier. Le Pharynx est encore un peu rouge mais beaucoup moins.

$$\text{Poids..} \begin{cases} 1^{er}\ \text{août...} & 87\ \text{k}\ 800. \\ 2\quad » & 88\quad 580. \\ 14\quad » & 88\quad 800. \end{cases}$$

L'hiver a été très bon.

Obs. 7.

Pharyngite

M. X. Etudiant, 20 ans, envoyé par M. le prof. Tédenat.

Temp. Nerveux. Constitution moyenne · Pas maladif. 2 août 1891 assez d'ap. Constipation. Pharyngite chronique.

Trait E. de L. V. 5 à 10 V le matin.

E. de B. aux repas 2 Pulvérisations avec E. des Fumades, (St Etienne).

18 août. Purgé tous les jours, ap. bien meilleur.

La pharyngite est très améliorée.

Obs. 8

Surdité — Bouchons de Cerumen

M. X. 15 ans. Env, par M. le Dʳ Denis. Temp. nerveux. Constitut. moyenne.

Sœur épileptique. Mère rhumatisante. Père graveleux.

A eu des crises d'éclampsie jusqu'à 6 ans ; des attaques de rhumatisme ; des eruptions furonculeuses. Tousse souvent, est sujet aux angines. Il est sourd depuis plusieurs mois.

La montre est entendue à | D à 1 cent.
| G à 6 cent

14 août 1892. Le gosier est rouge, douloureux. Les oreilles sont remplies de cerumen

Trait E. de L. V. 5 à 8 V. 2 Bains et 3 Douches par semaine Irrigation de l'oreille. Pulv.

23 août Le pharynx est guéri Les oreilles libres

La montre est entendue à | D. 1ᵐ50
| G 1ᵐ50

L'état général est bien meilleur.

— 5 —

Obs. 9. (Euzet).

Asthme léger. Pharyngite granuleuse

M. X., 23 ans. Env. par M. le D⁻ Perrier.

Temp. nerveux. Constit. moyenne. mère nevropathe.

Depuis 4 ans tousse souvent, s'étouffe parfois la nuit. Crachats filants.

16 août 91. Constipation. Urines uriques. A le nez bouché, s'essouffle vite.

Râles sibilants à la base avec exp. soufflante, Granulations pharyngées. Trait. 12 V. E. de L V E. de B. à table. Inhalations et pulvérisations tous les jours.

29 août. Bien purgé. Mange davantage. Tousse moins. Le nez respire mieux. La marche est beaucoup plus facile. La pharyngite va mieux, il a encore quelques crachats filants.

Poids : 16 août, 60 k 180 ; 29 août, 61 k. 200.

Obs. 10. (Euzet)

Gastralgie, Cephalalgie, Constipation, Pharyngite.

M. X. Pasteur 43 ans. Env. par M le prof. Tédenat.

Temp. lymphatique. Constit. moyenne Pas maladif.

16 août 91. S'est affaibli depuis 6 mois. Tousse depuis 2 mois. Digestion pénible, Constipation, Maux de tête, se fatigue vite, surtout en parlant. Pharyngite

Trait. 8 à 9. V. E. de L. V. E. de B. au repas 2 pulv. avec E. des Fumades, S. Etienne.

5 septembre. Purgé tout le temps, bien meilleur appétit, digestions bonnes, ne tousse plus, peut parler longtemps sans fatigue, plus de céphalalgie, la pharyngite a disparu.

Poids : 16 août, 67 k. 740 ; 1ᵉʳ septembre, 68 k. 260 ; 5 septembre, 69 kilos

11. (Euzet)

Asthme, Pharyngite

Mᵐᵉ X. 45 ans, Env. par M. le Dʳ de Parades.

Temp nerveux, Constit. bonne, H ?

Pas maladive, pharyngite granuleuse il y a un an, Coryzas fréquents, grippe en janv 91 Le mois d'après accès d'asthme.

19 août 91 Constipation, toux, crachats gélatineux arrondis, Respir sifflante, murmure vésic. Pharyngite inflam. de la muq nasale. Trait E de L. V. 2 à 6 verres, E. de B. à table, 2 pulv. avec E d'Etienne.

1ᵉʳ septembre Bien purgée, diminution des crachats et du coryza la pharyngite va beaucoup mieux, n'a pas eu d'accès d'athsme, beaucoup moins essoufflée en marchant

Poids : 19 août, 61 kilos ; 1ᵉʳ septembre, 63 kilos 120

12. (Euzet)

Bacillose, Pharyngite

M X 40 ans. Env. par M. le Dʳ Chapon.

Temp nerveux. Constit. moyenne.

Le malade a fait une saison en 1890 qui a très heureusement modifié son affection. H. rien.

L'hiver a été bon. Il a très peu toussé, les signes stethoscopiques sont bien amendés.

18 août 91 Constip. Urines uriques, toux sèche le matin, souffle en marchant. Un peu de mâtité et du retentis. de la voix au som. D Pharyngite. Se fatigue vite en parlant.

Trait 15 verres E de L. V E de B. au repas.

Energiquement purgé, très fort appétit, urines normales, beaucoup plus fort, parle et marche mieux, les signes stetoscopiques sont encore moindres, le gosier va très bien.

Poids : 18 août, 67 kilos 200 ; 11 septembre, 68 kilos 500. Pouls : 18 août, 90 ; 11 septembre, 80.

Obs 13. (Euzet)

Pharyngite, Constipation

Mᵐᵉ X. 40 ans Env par M le Dʳ Farel.

Temp lymphatique. Const. médiocre. H. ? Faible, pas maladive, anorexie habituelle.

26 août 91. Pas d'app. Douleur épigastrique, très constipée, dort mal, douleur à l'épaule G et au côté G du cou Douleur au gosier Granulations énormes du Pharynx Sensation de froid aux pieds et aux mains

Trait. 8 V. E de L V B au repas.

Pulvérisation. E. des Fumades Douches froides. Cautérisation des Granulations au Galvano-Cautère.

6 septembre Selles plus faciles mais sans purgation Bien meilleur appétit. Plus de douleur à l'épigastre au cou et à l'épaule. Dort bien Le gosier va bien mieux L'état général s'est relevé, la malade se sent beaucoup plus forte et n'a plus de sensation de froid.

Poids : 26 août 56 K° ; Pouls 94 ; 6 septembre, 57 K° 100 ; pouls, 81.

Obs. 14, (Euzet).

Pharyngite et Coryza Chronique, Eczéma de la face.

M . X., 69 ans. Env. par M. le Dr Escalier.
Temp. sanguin. Const moyenne. H. Père mort d'une attaque. Pas maladif.

28 août 91. Constipation — Pollakiurie., q.q. croûtes d'eczéma à la face.

Pharyngite intense. Coryza chron. Trait. 5 V. E. de L. V. — E. de B. aux repas.

2 pulv. 1 bain tous les deux jours, 1o septembre, purgation énergique. — Urine moins souvent et en plus grande quantité. — Les croûtes d'eczéma n'existent plus. Les accidents du pharynx et du nez sont très heureusement modifiés.

Poids : 28 août, 56 kil ; 1o sept., 56 k. 15o.

Obs. 15, (Euzet).

Asthme nerveux. — Coryza — Légère pharyngite.

Mlle X., 23 ans,
Temp. nerv. Constit. délicate, H. Mère asthmatique, obèse.

Depuis 2 mois, s'éveille brusquement à 3 heures du matin, toussant, sifflant et expectorant des crachats, est obligée de se lever. Ces accidents violents se calment au bout d'une heure, et une petite toux sèche persiste toute la journée.

29 sept. 91. — Pas d'ap.Pharyngite. Hypersécretion nasale. Toux sèche.*Pas de signe stetoscopiques* en dehors des accidents nocturnes durant lesquels on entend même à distance des râles sibilants et ronflants. — Respire péniblement après les repas.

Trait. E de L V. 2 verres. E. de B. aux repas, 2 pulv. 1 douche froide tous les jours.

12 sept Bien purgé Appétit meilleur. Respire mieux. *N'a plus de crises d'asthme*, ne s'étouffe plus après les repas.

27 sept. Mlle X quitte Euzet tres bien N'a plus ni asthme, ni étouffement, ni toux. Le gosier et le nez vont bien Elle peut chanter, ce dont elle était incapable depuis longtemps. L'appétit est excellent, les effets purgatifs et diurétiques ont été très énergiques.

Poids : 8 sept. 49 k. 56o ; 27 sept. 49 k. 24o.

Je viens de prendre des nouvelles de Mlle X., elle a passé un excellent hiver, sans accident.

Obs. 16 (Fumades)

Pharyngite granuleuse

Mlle X. 7 ans. Env par M. le Dr Saladin. – Temp. lymph. Const. très délicate.

H. Père névropate.

Depuis 5 ans. Bronchite avec accidents du côté de la gorge. Les traitements restent sans effets de même qu'une saison à Uriage (1890).

28 juin 91 — La petite malade est constipée, ses urines laissent des dépôts briques — Tousse, crache éternue facilement Le pharynx est rouge avec de grosses granulations. On remarque sur les amygdales des lacunes cryptiques.

Trait. 2 verres E de Zoé, 1 Pulv. 1 Bain.

Les lacunes cryptiques sont cautérisées au galvano-cautère.

19 juillet. — Etat général meilleur, urines abondantes et normales, la pharyngite est bien améliorée, les vacuoles sont vides et retrécies.

Obs. 17 (Fumades).

Bacilloses des vieillards. — Pharyngite chronique.

M X., 64 ans. Env. p. M. le Prof. Grasset Constitution délabrée, temp. nerveux.

H. Frère rhumat.

Fluxion de poitrine en 1866 et en 1876. En nov. 90 rhume ? Mal soigné, tousse depuis Symp act (19 juillet 91) Pas d'ap , tousse la nuit, maigreur excessive. Frot. pleuraux et resp rude au. s. d. Langue épaisse Pharyngite généralisée et intense.

Trait. — 2 à 3 v. E. de Zoé le matin, 2 pulv par jour.

5 août. — Bien meilleur app. Une selle liquide tous les jours. Etat général meilleur. Ne tousse plus qu'un peu le matin en se levant.

La pharyngite est très améliorée.

Obs. 18 (Fumades)

Myxome du Larynx

Mme X. 37 ans envoyee par M. le Dr Raynal.

Temp. Sanguin, const. forte, H. nulle, Ant. crises nerveuses ? A eu un érysipèle en 1889 à la suite elle a toussé à perdre la voix.

29 Juillet 91. Ap. médiocre, digère mal, constipation alternant avec la diarrhée, pertes peu abondantes. Depuis 6 mois souffre du gosier, la voix est tout-à-fait éteinte.

Petite tumeur à D. de l'apophyse arythénoïde qui paralyse la corde voc. D. simple congestion à G. à parfois des maux de tête.

Trait. 3 ou 4 verres E. de Zoé, 2 pulv. S. Etienne, 12 août. Bon ap. digère bien, selles régulières.

Souffre beaucoup moins du gosier, parle mieux, la tumeur existe toujours. Les maux de tête sont moindres.

Obs. 19 *(Fumades)*

Pharyogite granuleuse-Bronchite

Mme X. 5o ans, env. par M. le D^e Barral.

Temp nerveux, const. délicate.

H. ? Sujette aux maux de gorge, s'enrhume facilement.

29 Juillet. Pas d'ap., constipation, urines troubles, tousse un peu. Pharyngite granuleuse intense.

Trait. 3 à 4 V. E. de Zoé le matin. 2 Pulv 1 bain par jour.

12 Août. Bien purgée (4 à 5 selles vert bouteille). Urines abondantes et claires, ne tousse presque plus, est moins essouflée, se sent plus forte, le gosier va beaucoup mieux, sa coloration est presque normale, les granulations sont affaissées.

Obs. 20 (Fumades)

Zona de dos, Pharyngite

M. X. 9 ans, env. p. M le Dr Delfaud. - Hérédite ?

Temp. nerveux, constit. médiocre, enfant maladif. fièvre typhoïde il y a 3 ans. Depuis 15 jours, zona très douloureux à la région de l'omoplate G

5 Août, pas d'appétit, faiblesse extrême. Le Zona existe encore mais il est moins douloureux.

Le Pharynx est rouge, tuméfié, granuleux.

Trait. 2 à 3 V. E de Zoé, 2 Pulv. 1 bain par jour.

Après le 3me bain le Zona a disparu.

26 Août. L'ap., les forces sont revenu, l'enfant a plus de vie.

Le Pharynx va très bien.

Obs 21 (Fumades)

Pharyngite Granuleuse

Mme X. 43 ans, Env. par M. le Dr Bourguet

H. ? Affection uterine il y a 18 ans, le froid, les émotions, congestionnent, le gosier et lui font perdre la voix. Grippe en Avril 1890

7 Août 91. Peu d'ap digère mal, constipée, dort mal, s'étouffe . souvent la nuit

Cauchemards, pertes abondantes, un peu de toux, a beaucoup maigri. Pharyngite granuleuse intense, chaleur au gosier— tousse un peu —

Trait 6 à 8 V. E. de Zoë. 2 pulv. 1 bain, une douche.

3o Août. Appetit bien meilleur, selles régulières, dort mieux, ne s'étouffe plus la nuit, le gosier va mieux, les forces sont revénues.

Obs 22 (Fumades)

Arthritisme. Zona occulaire. Pharyngite chronique.

Mme X. 65 ans Env par M. le D' Brousson.
Temp. Bilieux. Const. Bonne.
H. Frère goutteux.
à 36 ans Rhumatismes artic. aigu, sujette aux Vertiges Grippe en février 9o. Hemorroïdes douloureuses En avril 91. Zona occulaire très douloureux.

9 août   Constip. Urines uriques. L'œil du Zona est encore un peu douloureux. Eruption de petits furoncles à la tête. Le pharynx est rouge.

Trait. E. de Béchamp le matin et à table. Bains Pulvérisations boriquées

3 septembre. Selles régulières Urines abondantes et claires. L'œil et le pharynx vont bien. Il n'y a pas de nouvelles poussées furonculeuses à la tête

Obs. 23 (Fumades)

Emphysime. Pharyngite chronique.

Mme X. 6o ans. Env par M. le Prof. Grasset.
Temp. nerveux. Const. Bonne.
H ? Tousse beaucoup, en parlant la voix se fatigue vite.
12 août 91. Tousse et crache beaucoup surtout le matin est essoufflée en montant se fatigue vite. S Stet. Murm Vésic. éteint resp. souf. en haut. Cœur sain Pharyngite chronique intense.

Trait. 2 à 3 V et E de Zoé matin et soir, 2 Pulv. 1 Bain.

28 août. Bien purgée. Tousse beaucoup moins. Les expectorations sont plus claires. Le Murm. Vesic s'entend mieux. La voix est libre.

Obs 24 (Fumades)

Ozène. Lymphatisme.

Temp. Lymph. Const. mauvaise.

Mlle X 16 ans Env par M. le Dr Chalvet.

H ? Toujours maladive. Adénite du Cou Gomme tuberculeuse suppurée en avant de l'oreille D. elle s'est montrée en 1887 et ne coule plus depuis un mois seulement La taille est déviée L'épaule D est plus développée que la G la malade est couturière

12 août 91 Pas d'appétit digestion difficile, diarrhée Bien réglée Erythème du nez il s'y forme de gros bouchons, l'haleine est fétide

Trait. E de Zoé 3 V. 2 Pulv. 1 Bain.

26. Meilleur ap Digère mieux Selles régulières et faciles (Bilieuses). Le nez va beaucoup mieux, il ne sent plus.

Obs. 25 (Fumades).

Asthme. — Ozène.

Mme X. 59 ans. Env. par M le Dr Masméjan.

H. ? Temp nerveux Constit. médiocre.

Pas maladive jusqu'en 1885, à cette époque fluxion de poitrine, depuis tousse souvent. 12 août 91. Constipation. Urines briques, agitation la nuit. Toux, coryzas frequents, a des quintes la nuit, s'étouffe. est obligée de se lever elle a alors des crachats filants et la crise se termine par des crachats épais, croutes épaisses dans le nez, la respir est fétide. Signes stest. nuls

Trait. 3 v E. de Zoé. Pulv 1 bain.

28 août. N'a pas été purgée. Elle digère mieux. Tousse moins. Ne s'étouffe pas la nuit, les crachats filants ont diminué.

Il n'y a plus de croutes dans le nez, elle respire mieux. La respiration ne sent plus mauvais.

Obs. 26. (Fumades)

Pharyngite granuleuse. — Coryza chronique.

Mme X., 27 ans. Env. par M. le Dr Hortoles.

H. Père gastralgique. — Mère névropate. Temp. nerveux. Const. médiocre

Souvent malade, fièvre typh. à 14 ans, à 20 ans couche très laborieuse avec hémorrhagie abondante.

15 août 91. Digestion pénible, constipation, tendance au sommeil, elle est accablée, énervée. Phayrngite chronique. Catarrhe chr. du nez, des oreilles, de la muqueuse occulaire.

Trait. E. de Bech. le matin et aux repas. 2 Pulv. Bains, douches lroides.

3o août. Toujours constipée. L'énervement est sensiblement le même. Toutes les muqueuses sont favorablement modifiées.

Obs. 27 (Fumades).

Pharyngite. -- Psoriasis des jambes. — Psoriasis de la langue.

M. X., 55 ans env. par M le Dr Brousson. H. Père goutteux.

Le Psoriasis remonte très loin (2o ans). a eu des accidents spéc. S'est plaint souvent d'une douleur à l'épaule.

18 août 91. L'état général est bon : Un peu de faiblesse dans les jambes.
Grandes plaques de Psoriasis aux deux membres inf. Langue fendillée, blanchâtre.
Trait. E. de Zoé. E. de Bechamp aux repas, 2 Pulv 2 Bains.

5 sept. Les plaques de psoriasis des jambes sont en bonne voie. La langue va mieux. — La pharyngite aussi.

Obs 28 (Fumades).

Pharyngite granuleuse.

Mme X. âgée de 28 ans.

H ? Temp. ? Const moyenne. Pas maladive, s'est beaucoup fatiguée il y a 5 ans, tousse un peu depuis et se plaint de la gorge.

28 août 91. — Sensation de piqûre au gosier qui provoque des crises interminables. Le Pharynx est rouge, on y voit q. q. granulations.

Trait. 3 v E. de Zoé. 2 Pulv. 1 Bain.

N'a pas été purgée. Ne ressent plus rien au gosier. Ne tousse plus. Le pharynx va bien.

Comme je le disais au début la marche dans les modifications est identique J'ai choisi les cas dans lesquels je n'avais pas eu à intervenir ou dans lesquels mon intervention pouvait être considérée comme insignifiante afin de rendre plus claire et plus sûre l'étude de cette médication hydro-minérale.

La mécanique therapeutique d'Euzet et des Fumades est des plus complètes. Les Pulvérisations surtout y sont administrées avec les appareils de M le Dr Perrier qui sont certainement des plus perfectionnés Toutes les muqueuses sont maintenues durant l'opération dans un nuage épais de vapeurs bitumineuses et de Gaz hydrogène Sulfuré

Comme action locale ce traitement est des plus énergiques et ses effets ne peuvent manquer d'être efficaces.

Malgré ce M. le Dr Perrier estime que dans cette therapeutique hydro-minérale, la part la plus large des heureux effets revient aux modifications générales, au traitement interne.

Cette opinion repose sur une étude longue et approfondie des maladies chroniques soignées dans ces stations.

Parmi ces maladies il en est qu'aucun traitement local ne peut impressionner, la *Gravelle*, les *Catarrhes du foie* par exemple et c'est précisément contre elles que le Dr Perrier déclare obtenir les cures les plus éclatantes.

Une autre raison qui lui fait placer au premier rang la médication interne, c'est la marche généralement suivie par les affections les plus diverses après la cure thermale.

Le plus souvent les modifications favorables vont en s'accentuant et le retour des accidents est évité pour longtemps

Cela se passerait-il ainsi après un traitement purement local ?

C'est en effet peu probable.

Le terrain Morbide est modifié favorablement, dit M. le Dr Perrier ; si ce changement est durable, le symptôme local va en s'amendant et disparaitra pour toujours.

Cette heureuse solution n'est point la règle.

Le plus souvent après une modification plus ou moins prolongée suivant le sujet, le terrain revient ce qu'il était, les symptômes disparus se reproduisent ou sont remplacés par d'autres résultant d'une même cause Le point capital dans le traitement des maladies chroniques, c'est de rendre durables les heureuses modifications obtenues.

Notre confrère pense qu'il est souvent aisé d'apprécier (si l'on peut suivre le malade) l'intensité de l'impression thérapeutique.

Il est tout aussi commode d'insister autant qu'il est nécessaire sur le modificateur favorable et bien des fois il serait plus facile, dit-il de vaincre le mal que de triompher de l'inertie et du manque de suite des malades.

La médication hydro-minérale interne ne se borne pas à des effets généraux ; dans les modifications des muqueuses, elle interviendrait localement aussi d'après le D' Perrier.

La congestion, l'hypertrophie des muqueuses, les granulations sont le résultat de troubles dans la circulation des vaisseaux les plus tenus et des irrégularités des échanges cellulaires qui en résultent.

L'eau minérale, *sulfatée calcique*, en imprimant à la circulation et aux échanges une plus grande activité, agirait sur les muqueuses des voies aériennes supérieures comme sur toutes les muqueuses, comme sur tous les tissus de l'économie, faisant cesser l'état congestif, réprimant l'hyperhémie, utilisant aussi son action générale contre des troubles locaux.

Cette théorie est séduisante, elle est pleine de promesses pour le traitement des maladies chroniques et les faits nombreux qu'il m'a été donné d'observer semblent lui donner raison

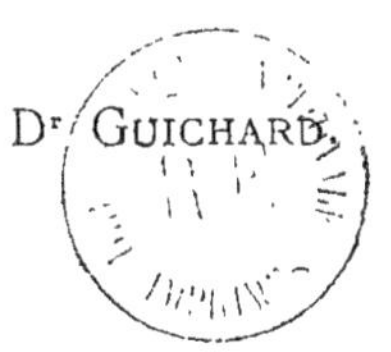

D' GUICHARD,

Le Grand Etablissement des FUMADES est desservi par la gare de St-JULIEN-de-CASSAGNAS, à l'intersection des lignes d'ALAIS au TEIL et du MARTINET à TARASCON.

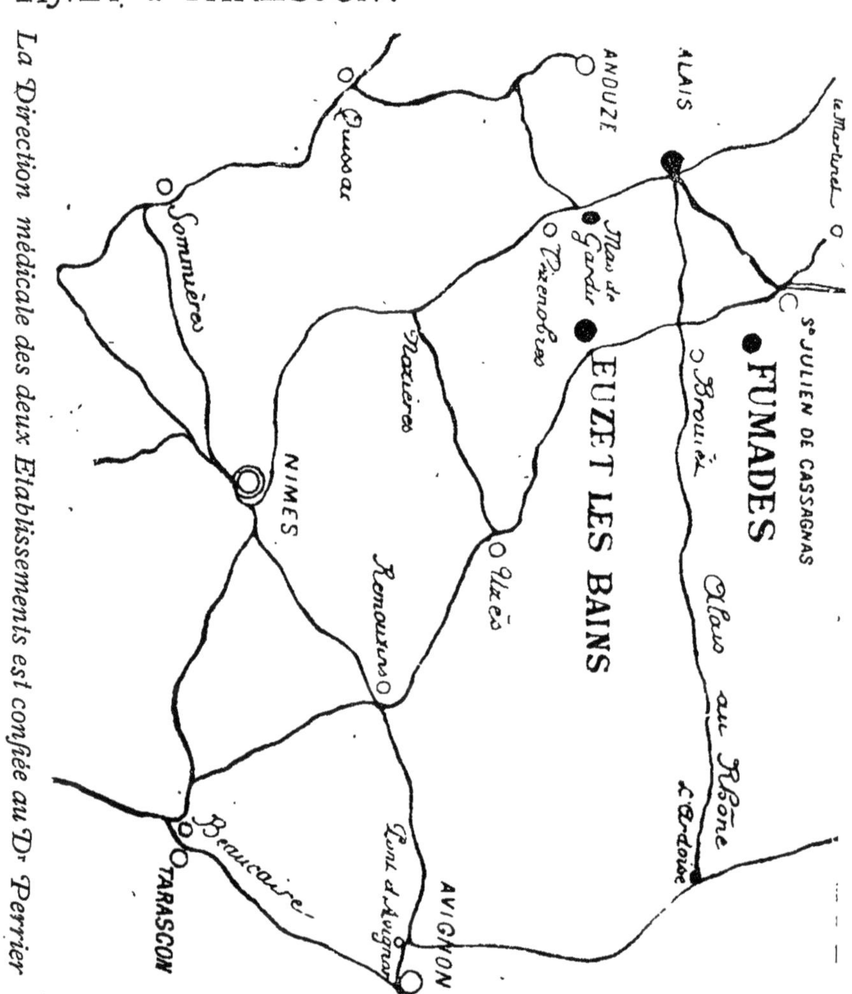

L'Etablissement d'EUZET-les-BAINS est desservi par la gare d'EUZET-les-BAINS, ligne du MARTINET à TARASCON.

Omnibus à tous les Trains.

202